YOGA SUR CHAISE

POUR

PERSONNES ÂGÉES DE PLUS DE 60 ANS

Exercices à faible impact pour les débutants et les seniors afin d'améliorer l'équilibre, la flexibilité et la mobilité.

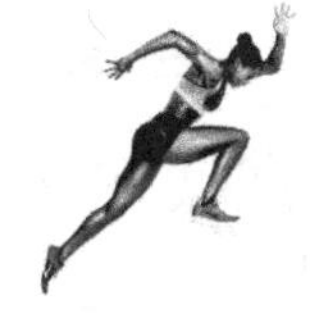

Alicia Harry

Table des matières

Avant-propos

Le yoga sur chaise est un véritable cadeau pour les personnes âgées de plus de 60 ans, dont le nombre augmente rapidement. Avec l'âge, le maintien de la force, de la souplesse et de l'équilibre devient de plus en plus vital pour préserver la mobilité, l'indépendance et le plaisir de faire des activités. Pourtant, de nombreuses personnes âgées éprouvent des difficultés à prendre des poses de yoga en position debout en raison d'affections telles que l'arthrite, des blessures ou une diminution de la densité osseuse. C'est là que le yoga sur chaise offre aux personnes âgées une voie douce et adaptable qui leur permet d'expérimenter les immenses bienfaits holistiques du yoga.

J'ai pu constater de visu à quel point une pratique régulière du yoga sur chaise peut transformer les personnes âgées de 60, 70, 80 et même 90 ans. Les séquences en position assise permettent aux personnes âgées d'améliorer leur posture, leur respiration et leur pleine conscience sans contrainte ni pression. La chaise offre stabilité et soutien tandis que des mouvements doux lubrifient les articulations, renforcent les muscles et augmentent la circulation. L'incorporation de la relaxation, de l'étirement et de l'engagement du tronc fait du yoga sur chaise une modalité d'exercice unique et complète pour les populations âgées.

En tant que professeur de yoga qui enseigne aux personnes âgées depuis plus de vingt ans, je recommande vivement le yoga sur chaise, qui est un exercice accessible, sûr et efficace. Il permet aux personnes âgées de mieux contrôler leur santé et de se sentir physiquement énergisées. Les liens sociaux établis lors des cours de yoga sur chaise contribuent également à lutter contre l'isolement et la dépression. En fin de compte, le yoga sur chaise donne aux personnes âgées des outils pour vivre chaque jour avec plus de confort, de confiance et de qualité de vie.

Ce livre éclairant constitue l'introduction parfaite à l'intégration des techniques de yoga sur chaise dans votre mode de vie. Grâce à des conseils d'experts adaptés à vos besoins et à vos capacités après 60 ans, vous découvrirez un tout nouveau monde de force, de souplesse et de vitalité tout au long de votre vie. Je suis ravie de vous accueillir dans ce voyage de yoga sur chaise qui vous permettra de vous sentir au mieux de votre forme à tout âge !

Dans le domaine de la santé et du bien-être,

Jeremy Brandon

Instructeur principal de yoga

Introduction

Le yoga sur chaise est une pratique remarquable qui rend les bienfaits du yoga accessibles aux personnes âgées. Conçu pour les personnes qui ont des difficultés à se lever et à se baisser du sol, le yoga sur chaise adapte les postures de yoga assises et debout en utilisant la stabilité d'une chaise. Cela permet aux personnes âgées d'accroître leur force, leur souplesse, leur équilibre et leur relaxation sans effort ni risque de blessure.

Avec l'âge, le maintien de la mobilité et de l'indépendance devient un élément essentiel d'un vieillissement en bonne santé. La perte naturelle de densité osseuse, de masse musculaire et de stabilité des articulations avec l'âge peut menacer notre capacité à rester actif et engagé. Le yoga sur chaise est la solution idéale pour contrer ces changements en améliorant le bien-être physique et mental.

Dans ce guide complet, nous élaborons des routines de yoga sur chaise adaptées aux personnes âgées de plus de 60 ans et à celles qui souffrent de problèmes de santé qui affectent leurs mouvements. Tous les exercices peuvent être effectués en position assise ou en utilisant des chaises comme support, ce qui les rend sûrs, à faible impact et accessibles. Vous serez en mesure de pratiquer le yoga sur chaise quel que soit votre niveau de forme physique actuel ou vos restrictions de mobilité.

L'approche holistique du yoga sur chaise est bénéfique pour l'ensemble du corps et de l'esprit. Nous intégrons dans nos séquences des techniques de respiration, d'étirement, d'engagement du tronc, de relaxation et de pleine conscience. Cela signifie que vous gagnerez en endurance, en force et en équilibre, tout en réduisant le stress et la douleur. Nous fournissons des conseils de style de vie pour faire du yoga sur chaise un rituel quotidien durable qui vous permettra de vous sentir au mieux de votre forme après 60 ans.

Je suis ravie de faire ce voyage avec vous pour découvrir les incroyables possibilités du yoga sur chaise. Notre objectif est de faire de ce livre une ressource inestimable qui transformera vos années d'âge mûr en vos années les plus saines, les plus confiantes et les plus épanouissantes ! Alors, asseyez-vous, respirez profondément et préparez-vous à commencer un style de vie de yoga sur chaise qui vous maintiendra actif maintenant et pour de nombreuses années à venir !

Chapitre 1

Avantages du yoga sur chaise pour les personnes âgées

Les avantages d'une pratique régulière du yoga sur chaise sont immenses pour les personnes âgées de plus de 60 ans. Le yoga sur chaise offre des avantages physiques, mentaux et même sociaux qui permettent aux personnes âgées d'améliorer leur santé et leur qualité de vie. Qu'il s'agisse de soulager l'arthrite ou de lutter contre la dépression, le yoga sur chaise s'appuie sur la sagesse du yoga traditionnel dans un format sûr pour les personnes à mobilité réduite.

Avantages physiques

Renforce les muscles et les os : Les mouvements de yoga sur chaise permettent de renforcer la condition musculaire grâce à un léger entraînement de résistance. Cela aide à stabiliser les articulations faibles et vieillissantes, vulnérables aux blessures dues aux chutes ou aux efforts. Le yoga sur chaise renforce également la densité osseuse, réduisant ainsi les risques de fracture.

Améliore la souplesse et l'amplitude des mouvements : Les poses de torsion, de pliage et d'étirement en position assise améliorent la souplesse qui diminue souvent avec l'âge. Le yoga sur chaise libère les tensions et les cicatrices dans les tissus conjonctifs, ce qui améliore la facilité de mouvement au quotidien.

Améliore l'équilibre et la stabilité : Les positions telles que la montagne assise permettent d'affiner les mécanismes de rétroaction proprioceptive qui régissent l'équilibre. Cela permet d'acquérir une plus grande confiance dans les activités debout et la marche.

Amélioration de la posture et du tronc : Le travail sur l'alignement corrige les modèles de posture malsaine dus au fait de se voûter ou de se pencher. L'activation des muscles profonds du tronc protège également le bas du dos.

Renforce la santé cardiaque : Le yoga sur chaise est une activité cardio modérée qui augmente le rythme cardiaque et la circulation pour une meilleure oxygénation. Cela favorise le fonctionnement du cœur et des poumons.

Soulage les douleurs : les étirements doux et les ouvertures thoraciques soulagent les douleurs courantes dans les zones à problèmes comme le bas du dos, le cou, les genoux et les épaules.

Avantages sur le plan mental/émotionnel

Réduire le stress et l'anxiété : La respiration apaisante, la méditation et la relaxation profonde déclenchent le système parasympathique pour gérer le stress. Cela permet de calmer l'esprit, d'abaisser la tension artérielle et d'améliorer l'humeur.

Améliore le sommeil : Le yoga sur chaise est une excellente forme d'exercice avant le coucher. Il refroidit le système nerveux et facilite l'endormissement et le maintien du sommeil.

Prévient la dépression : L'interaction sociale et une pratique régulière libérant des endorphines bienfaisantes constituent des exutoires stimulants qui contrent le risque d'isolement et de dépression.

Améliorations cognitives : Le yoga stimule les principaux neurotransmetteurs impliqués dans la mémoire, l'apprentissage et la concentration, comme la dopamine et l'acétylcholine.

La multitude de bienfaits du yoga sur chaise en fait un exercice holistique unique pour le bien-être des personnes âgées. Les personnes âgées de plus de 60 ans trouveront dans le yoga sur chaise une activité essentielle pour préserver leur santé et retrouver des capacités affectées par le vieillissement ou des problèmes de santé. Cette pratique offre une liberté de mouvement et améliore la qualité de vie des personnes âgées.

Chapitre 2

Conseils sur le mode de vie pour pratiquer le yoga sur chaise

L'optimisation de vos habitudes de vie stimulera considérablement vos progrès en matière de yoga sur chaise. Une structuration réfléchie de votre temps de pratique, de votre espace, de vos accessoires, de votre alimentation et de votre état d'esprit vous permettra de pratiquer le yoga sur chaise avec aisance. Suivez ces conseils pour intégrer le yoga sur chaise dans votre vie quotidienne de senior.

Aménagement de l'espace de travail

Désignez une pièce calme et propre de votre maison uniquement pour le yoga sur chaise, ce qui vous permettra de vous sentir en paix. Placez un tapis de yoga antidérapant sur le sol pour fixer la chaise afin qu'elle ne glisse pas pendant les poses d'équilibre.

Veillez à ce qu'il y ait suffisamment d'espace autour de la chaise pour pouvoir passer d'une posture à l'autre en toute sécurité. Diffusez des huiles essentielles calmantes, comme la lavande, pour créer une ambiance apaisante.

Affichez des affirmations et des objectifs inspirants sur les murs pour rester motivé. Gardez des accessoires utiles comme des serviettes, des sangles et des blocs à portée de main. Deux fois par semaine, désencombrez et passez l'aspirateur pour maintenir un flux d'énergie positive.

Investissez dans une chaise de yoga dont le siège est réglable en hauteur et dont les accoudoirs sont amovibles. Vous obtiendrez ainsi un soutien personnalisé, adapté à vos besoins. La chaise idéale a une assise ferme et plate qui minimise les points de pression, une base stable et lestée et un dossier droit et ferme, sans roulettes pour plus de sécurité. Si vous utilisez une chaise classique, placez un coussin antidérapant sous celle-ci pour éviter qu'elle ne glisse. Disposez une couverture, un coussin pour les yeux, des coussins et un traversin de yoga à proximité pour un rembourrage et un soutien supplémentaires si nécessaire.

Maximisez la lumière du jour pendant les exercices du matin, mais tirez des rideaux apaisants pour le yoga de l'après-midi et du soir, lorsque l'éblouissement intense peut fatiguer les yeux. Utilisez des bougies sans flamme fonctionnant sur piles pour apporter un éclairage d'ambiance. Pour les exercices nocturnes, placez un lampadaire halogène derrière votre chaise de yoga pour une visibilité optimale et pour minimiser les ombres. Placez vos appareils connectés à Internet hors de portée de vue pour éviter que les distractions numériques ne sabotent votre sanctuaire de yoga sur chaise.

Accessoires et équipement pour améliorer la pratique

Les accessoires de yoga permettent d'adapter les mouvements à la souplesse, à la stabilité et à l'endurance de chacun. Ils offrent également un rembourrage supplémentaire protégeant les articulations sensibles. Ces objets simples sont de formidables alliés pour faire passer vos séquences de yoga sur chaise au niveau supérieur :

-Sangles de yoga - Elles permettent d'allonger la portée en facilitant la fixation ou les prises de main lors des étirements. Elles permettent d'atteindre des positions qui ne sont pas encore totalement accessibles tout en améliorant la flexibilité.

-Blocs de yoga - Offrent un soutien en hauteur sous les mains/pieds, rendant les poses d'équilibre plus accessibles. Ils permettent de soulever davantage la poitrine et les hanches. Peuvent également être utilisés comme siège à la place d'un traversin.

-Serviettes et couvertures - Placées sous les genoux, la nuque ou le bas du dos pour un meilleur amortissement et pour modifier les angles et l'alignement. Contribuent à rendre les postures assises plus confortables. Enrouler fermement pour créer des supports entre les parties du corps.

-Bandes de résistance - Ajoute une charge subtile autour des cuisses, des bras ou de la poitrine, portant le renforcement osseux et musculaire à un niveau supérieur, en synergie avec le yoga. Commencez par une résistance légère et augmentez progressivement l'intensité.

-Poids pour sacs à main - La prise de poids légers à la main améliore les efforts du haut du corps. Commencez par des sacs de 1 ou 2 livres pour développer la coordination neuromusculaire et l'endurance.

-Traversin de yoga - Fournit un soutien en élevant les zones difficiles à étirer tout en rendant le savasana plus réparateur.

-Oreiller pour les yeux - Une légère pression sur les yeux à l'aide d'un oreiller pour les yeux pendant la méditation maximise la libération de mélatonine et l'apaisement de l'esprit.

Modifier les poses pour plus de confort et de progression

Soyez toujours à l'écoute de votre corps, évitez le surmenage et essayez d'augmenter l'effort progressivement. Modifiez les postures comme indiqué pour travailler à votre rythme et à votre niveau de compétence actuel.

Pour les personnes à mobilité réduite - Relever le siège de la chaise pour faciliter la descente et la remontée des positions assises. Croiser les chevilles au lieu d'étirer les jambes. Relâchez les aides manuelles plus tôt en plaçant les mains légèrement sur les genoux ou les cuisses pour les soutenir.

En cas d'inconfort au genou - Placer des mini-bandes de résistance au-dessus des genoux en activant les fessiers et les quadriceps pour renforcer uniformément la stabilité de l'articulation. Envelopper doucement les genoux avec un bandage élastique pour améliorer la circulation et le drainage lymphatique. Placez un coussin sur le bord du siège en soulevant légèrement l'alignement des cuisses pour décompresser les genoux.

Pour les problèmes d'équilibre - Presser les semelles et les paumes sur le sol en engageant les muscles pour la stabilité. Saisir légèrement le siège de la chaise en plaçant une main sur le dossier stable de la chaise. Placez la chaise près d'un mur avec des blocs disposés de façon à vous rattraper en toute sécurité si vous êtes instable.

Concentrez-vous sur des transitions lentes entre les mouvements afin de minimiser les oscillations.

Pour les poignets fatigués - Utiliser une orthèse de poignet pour un soutien supplémentaire de l'articulation. Remplacer les bras tendus par des avant-bras posés sur une chaise ou un accoudoir afin de rediriger la pression. Introduire des étirements des mains et des doigts ainsi que des cercles de poignets pour rajeunir les articulations douloureuses.

Pour les épaules tendues - Empiler un rouleau de serviette sur le haut du dos pour relâcher la zone sujette à la tension. Attachez des bandes de résistance autour du haut du dos et effectuez de légers mouvements de rotation en ouvrant la poitrine vers l'avant et les épaules vers l'arrière.

La clé est d'ajuster votre pratique de manière à ce que les poses restent modérément stimulantes, mais sans compromettre la forme en repoussant les limites de manière dangereuse. Maîtrisez l'intégrité de la forme de base, puis intensifiez l'effort et le temps passé à utiliser les modifications. Célébrez les petites victoires quotidiennes sur votre chemin de progression.

Pour vous assurer de rester fidèle à la pratique du yoga sur chaise, définissez clairement les raisons impérieuses qui vous poussent à adopter ce mode de vie. En plus de vous sentir mieux physiquement et d'être plus souple, associez des raisons émotionnelles comme le fait de rester autonome en vieillissant. Écrivez vos cinq principaux objectifs et affichez-les visiblement à l'endroit où vous pratiquez et dormez, afin de vous les rappeler quotidiennement. Formulez vos objectifs de manière positive plutôt que d'essayer d'éviter les résultats redoutés.

Partagez votre expérience du yoga sur chaise avec une communauté stimulante, ce qui en fait une activité sociale plutôt qu'une activité isolée. Invitez des amis une fois par semaine pour une pratique commune suivie d'un repas sain. Rejoignez un groupe de yoga sur chaise spécialisé pour les seniors afin de rester responsable de votre nouvelle routine tout en apprenant de nouvelles techniques.

Lorsque vous devez vous entraîner seul à la maison, mettez de la musique joyeuse en dansant entre les séquences fluides. Enregistrez des vidéos en demandant à votre futur moi de vous rendre des comptes avec compassion ou consignez chaque semaine vos progrès dans un journal.

Observez à quel point vous vous sentez mieux après avoir pratiqué sans jugement, même les jours de faible énergie. Remarquez l'amplification de la résistance émotionnelle, de la clarté mentale et de l'énergie pendant des heures après le yoga, ce qui vous permet de poursuivre plus longtemps des activités qui vous sont chères.

Laissez la multitude de bénéfices tangibles en termes de bien-être vous motiver intrinsèquement à atteindre vos objectifs plus rapidement plutôt que d'avoir besoin de discipline. Trouver de petites pauses de yoga sur chaise au cours de journées bien remplies permet d'éviter de sauter des séances complètes lorsque les besoins se font sentir. La constance se développe avec le temps, alors persistez malgré les premiers obstacles en sachant que votre futur vous remerciera !

Une alimentation équilibrée fournit suffisamment de nutriments pour que vous disposiez des réserves nécessaires pour pratiquer le yoga sur chaise sans fatigue ni épuisement.

Privilégiez les repas faits maison et peu transformés, composés de légumes, de fruits antioxydants, de céréales complètes riches en fibres, d'oméga 3 d'origine végétale et marine provenant de noix, de graines ou d'algues, et de sources de protéines de haute qualité. Restez bien hydraté en sirotant plus de 64 oz d'eau filtrée par jour. Le thé vert et le thé au gingembre et au citron favorisent une digestion saine et l'immunité.

Il faut s'alimenter de manière appropriée pendant les séances d'entraînement afin de maximiser l'énergie et la récupération. Savourez une petite banane ou un bol de flocons d'avoine 1 à 2 heures avant le cours de yoga pour éviter que vos membres ne tremblent.

Les sucres naturels permettent de brûler uniformément les réserves de glycogène. Les repas de récupération doivent comprendre une source de protéines complètes maigres, des légumes mélangés et des glucides complexes sains pour réparer les tissus endommagés pendant les séquences de yoga. Les options favorites sont le saumon sur quinoa, le sauté de légumes au tofu avec du riz brun ou les sandwichs ouverts à la dinde.

Des suppléments tels que la glucosamine/chondroïtine, le curcuma/gingembre, le magnésium, la vitamine D3 et une huile de poisson ou d'algue oméga 3 fournissent quotidiennement une assurance nutritionnelle supplémentaire pour combattre l'inflammation et optimiser la santé des os, des articulations, du cerveau et du cœur.

Discutez avec votre médecin de l'ajout de suppléments de phytonutriments ciblés afin de comprendre les interactions potentielles avec les médicaments prescrits.

En accordant les piliers du style de vie, de l'aménagement de l'espace aux stratégies de nutrition favorisant la réussite, votre pratique du yoga sur chaise se développera et améliorera votre qualité de vie de façon exponentielle !

Chapitre 3

Poses et techniques de yoga sur chaise

Certainement ! Le yoga sur chaise est un excellent moyen pour les personnes âgées de plus de 60 ans de rester actives et d'entretenir leur souplesse.

Voici un guide étape par étape pour réaliser quelques postures de yoga sur chaise qui peuvent aider les personnes âgées à atteindre cet objectif :

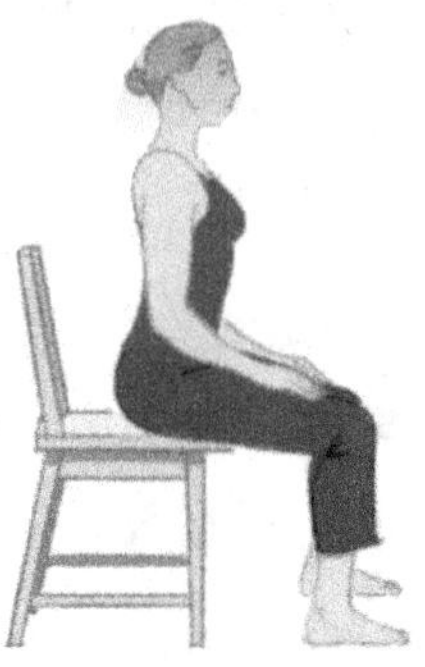

- Asseyez-vous confortablement sur une chaise solide, les pieds à plat sur le sol, écartés de la largeur des hanches.

- Posez vos mains sur vos cuisses, les paumes tournées vers le bas.

- Allongez votre colonne vertébrale, en soulevant doucement le sommet de votre tête.

- Détendez vos épaules et éloignez-les de vos oreilles.

- Respirez lentement et profondément, et concentrez-vous sur le maintien d'une posture droite.

- Maintenez la pose pendant 5 à 10 respirations, puis relâchez.

2. Pose assise du chat et de la vache :

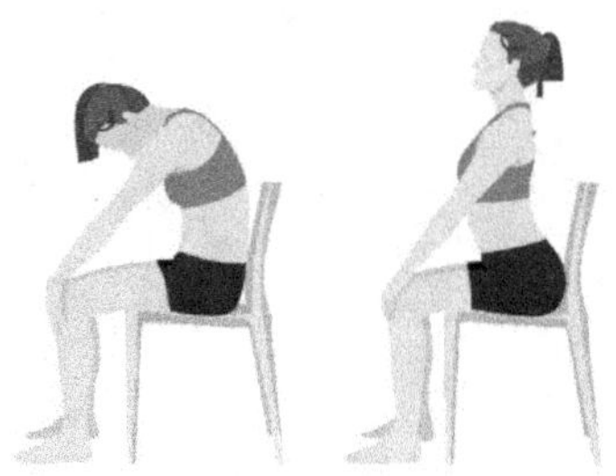

- Commencez dans la même position assise, les mains reposant sur les cuisses.

- En inspirant, cambrez votre dos et soulevez légèrement votre poitrine, en laissant votre ventre s'avancer (pose de la vache).

- En expirant, arrondissez le dos, rentrez le menton dans la poitrine et ramenez le nombril vers la colonne vertébrale (pose du chat).

- Continuez à passer de la posture de la vache à celle du chat en suivant votre respiration pendant 5 à 8 tours.

- Concentrez-vous sur le mouvement doux de votre colonne vertébrale et sur le rythme de votre respiration.

3. Torsion vertébrale en position assise :

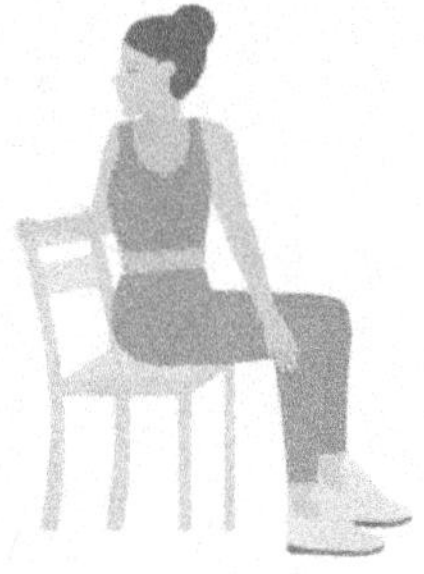

- Asseyez-vous vers l'avant de la chaise, les pieds à plat sur le sol.

- Placez votre main droite sur l'extérieur de votre cuisse gauche et votre main gauche sur l'accoudoir ou le dossier de la chaise pour vous soutenir.

- Inspirez pour allonger votre colonne vertébrale, puis expirez en tournant doucement vers la gauche, en utilisant vos mains pour vous soutenir et en ne forçant pas la torsion.

- Maintenez la torsion pendant 3 à 5 respirations, en gardant une posture droite et en regardant doucement par-dessus votre épaule gauche.

- Relâchez la torsion sur une expiration et répétez l'opération de l'autre côté.

4. Flexion avant en position assise :

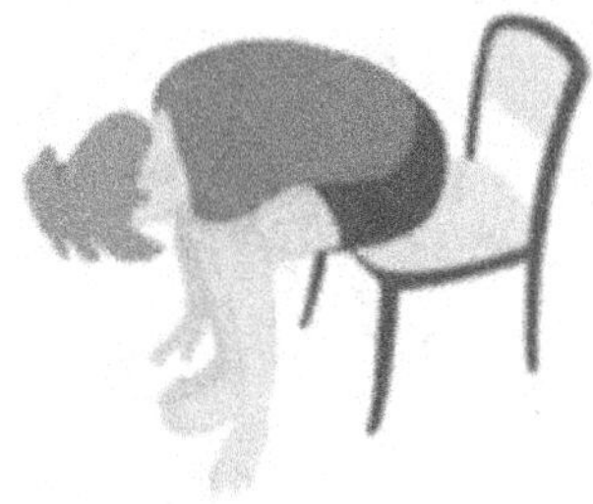

- Asseyez-vous confortablement sur une chaise solide, les pieds à plat sur le sol, écartés de la largeur des hanches.

- Inspirez et allongez la colonne vertébrale, puis expirez et pliez les hanches vers l'avant, en tendant les mains vers les pieds ou les chevilles.

- Gardez le cou long et détendu, et évitez d'arrondir la colonne vertébrale.

- Maintenez la position pendant 5 à 10 respirations, puis remontez lentement jusqu'à la position assise.

- Asseyez-vous confortablement sur votre chaise, les pieds à plat sur le sol.

- Regardez droit devant vous et concentrez-vous sur un objet situé devant vous.

- Sans bouger la tête, regardez vers le plafond, puis vers le sol.

- Ensuite, regardez à gauche puis à droite.

- Enfin, faites des cercles avec vos yeux, d'abord dans le sens des aiguilles d'une montre, puis dans le sens inverse.

- Répétez la séquence 3 à 5 fois, puis reposez vos yeux en les fermant pendant quelques respirations.

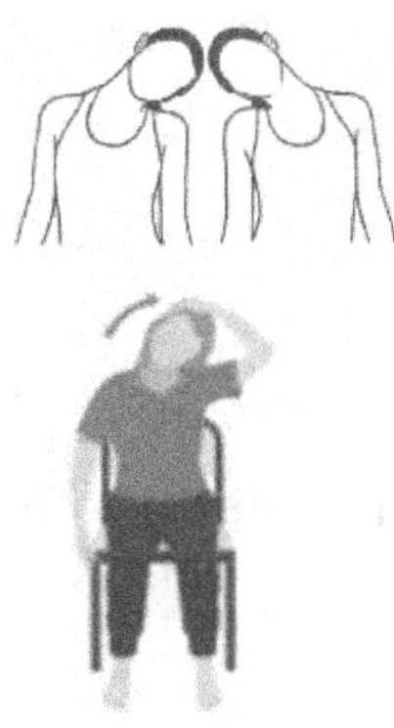

- Asseyez-vous confortablement sur votre chaise, les pieds à plat sur le sol.

- Inspirez et allongez votre colonne vertébrale, puis expirez et laissez tomber votre oreille droite vers votre épaule droite.

- Utilisez votre main droite pour presser doucement votre tête vers votre épaule, en sentant un étirement dans le côté gauche de votre cou.

- Maintenez l'étirement pendant 3 à 5 respirations, puis relâchez et répétez l'opération de l'autre côté.

- Ensuite, inspirez et soulevez vos épaules vers vos oreilles, puis expirez et roulez-les vers l'arrière et vers le bas.

- Répétez les roulements d'épaules 5 à 10 fois, puis reposez vos épaules vers le bas et loin de vos oreilles.

7. Mouvements de la cheville et du poignet :

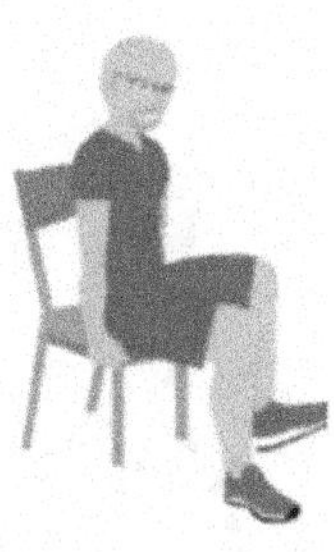

- Asseyez-vous confortablement sur votre chaise, les pieds à plat sur le sol et les mains posées sur les cuisses.

- Soulevez votre pied droit du sol et faites tourner votre cheville en cercles, d'abord dans le sens des aiguilles d'une montre, puis dans le sens inverse.

- Répétez les cercles de la cheville 5 à 10 fois, puis passez au pied gauche.

- Ensuite, tendez les bras devant vous et faites des cercles avec vos poignets, d'abord dans le sens des aiguilles d'une montre, puis dans le sens inverse.

- Répétez les cercles du poignet 5 à 10 fois, puis reposez les bras le long du corps.

8. Présidence Salutations au soleil :

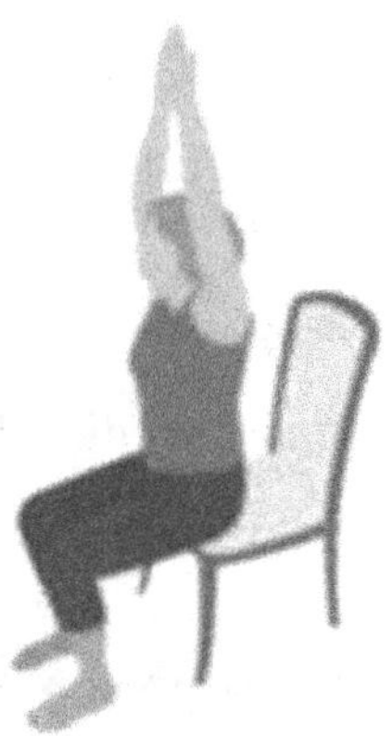

- Asseyez-vous confortablement sur une chaise solide, les pieds à plat sur le sol, écartés de la largeur des hanches.

- Inspirez et tendez les bras vers le haut, en rapprochant les paumes.

- Expirez et ramenez vos mains vers le centre de votre cœur.

- Inspirez et tendez à nouveau les bras au-dessus de la tête, puis expirez et repliez-vous vers l'avant, en tendant les mains vers les pieds ou les chevilles.

- Inspirez et soulevez à mi-hauteur, en allongeant la colonne vertébrale, puis expirez et repliez à nouveau vers l'avant.

- Inspirez et remontez jusqu'à la position assise, en tendant les bras au-dessus de la tête.

- Répétez la séquence 3 à 5 fois, en vous déplaçant avec votre respiration.

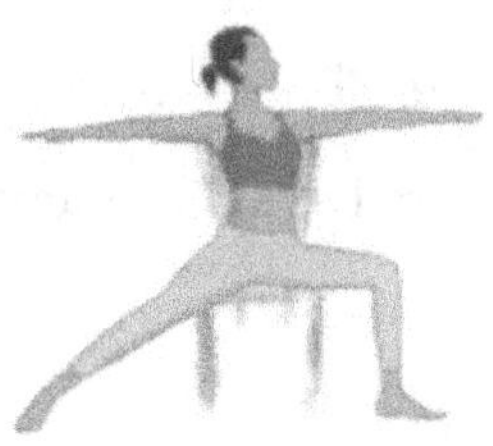

- Asseyez-vous confortablement sur votre chaise, les pieds à plat sur le sol.

- Inspirez et levez le bras droit au-dessus de la tête, puis expirez et penchez-vous vers la gauche, en sentant un étirement dans le côté droit de votre corps.

- Maintenez l'étirement pendant 3 à 5 respirations, puis inspirez et revenez au centre.

- Ensuite, inspirez et levez le bras gauche au-dessus de la
ête, puis expirez et penchez-vous vers la droite, en sentant
ın étirement dans le côté gauche de votre corps.

- Maintenez l'étirement pendant 3 à 5 respirations, puis
nspirez et revenez au centre.

- Répétez la séquence 3 à 5 fois de chaque côté.

10. Pose de l'arbre en position assise :

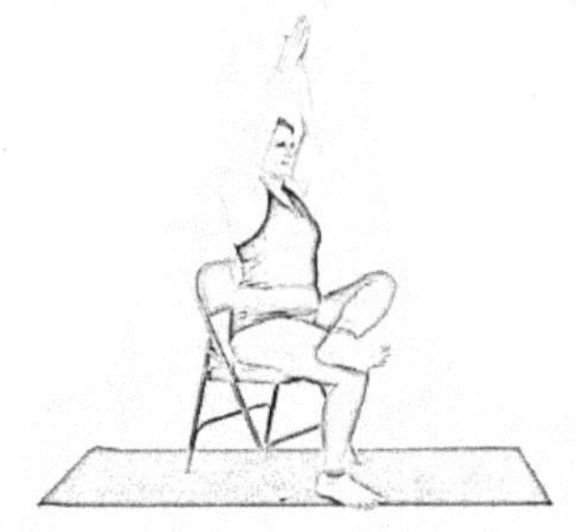

- Asseyez-vous confortablement sur votre chaise, les pieds à plat sur le sol.

- Soulevez votre pied droit du sol et placez la plante de votre pied sur l'intérieur de votre cuisse gauche.

- Appuyez votre pied sur votre cuisse et votre cuisse sur votre pied, en sentant un étirement à l'intérieur de votre cuisse.

- Placez vos mains sur vos cuisses et allongez votre colonne vertébrale, en vous sentant ancré et stable comme un arbre.

- Maintenez la pose pendant 3 à 5 respirations, puis relâchez et répétez de l'autre côté.

11. Flexions arrière soutenues :

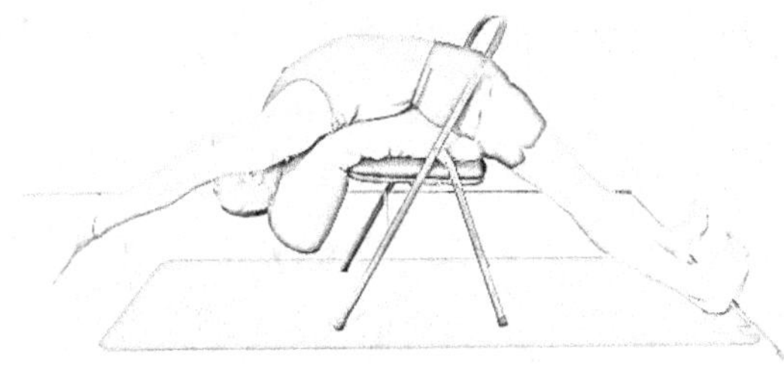

- Asseyez-vous confortablement sur votre chaise, les pieds à plat sur le sol.

- Placez une serviette roulée ou un petit oreiller derrière votre dos, au niveau de vos omoplates.

- Adossez-vous au support et placez vos mains sur vos cuisses.

- Inspirez et soulevez votre poitrine vers le plafond, en sentant un léger étirement dans votre poitrine et le haut de votre dos.

- Maintenez la pose pendant 3 à 5 respirations, puis relâchez et recommencez comme vous le souhaitez.

- Asseyez-vous confortablement sur votre chaise, les pieds à plat sur le sol.

- Fermez les yeux et prenez quelques respirations profondes, en sentant votre ventre se gonfler à l'inspiration et se contracter à l'expiration.

- Ensuite, concentrez-vous sur votre respiration et comptez chaque inspiration et chaque expiration, jusqu'à 10.

- Si votre esprit s'égare, ramenez-le doucement à votre respiration et recommencez à compter.

- Continuez pendant 5 à 10 minutes, puis relâchez et restez assis tranquillement pendant quelques instants avant d'ouvrir les yeux.

Il est important de rappeler aux personnes âgées d'être à l'écoute de leur corps, de bouger lentement et doucement, et de ne jamais adopter une position qui leur cause de la douleur ou de l'inconfort. Encouragez-les à se concentrer sur leur respiration et à profiter des bienfaits de ces poses de yoga sur chaise, de ces exercices et de la méditation.

Chapitre 4

Séquences de yoga sur chaise et exemples de routines

Il est essentiel d'établir une routine régulière de yoga sur chaise pour profiter de tous les avantages physiques et mentaux. Nous concevons des séquences complètes ciblant des domaines clés tels que la flexibilité, la force, l'équilibre, la respiration et la relaxation. Passez progressivement d'un enchaînement à l'autre pour solliciter continuellement vos capacités sans vous surmener. Utilisez les modifications indiquées pour adapter les exercices à vos besoins particuliers.

15 minutes de yoga sur chaise pour débutants

Cette séquence de base permet aux personnes âgées de s'initier en douceur au yoga sur chaise. Elle peut être éalisée entièrement sur une chaise, ce qui la rend accessible aux personnes à mobilité réduite.

Échauffement (3 minutes) :

Chat/vache assis

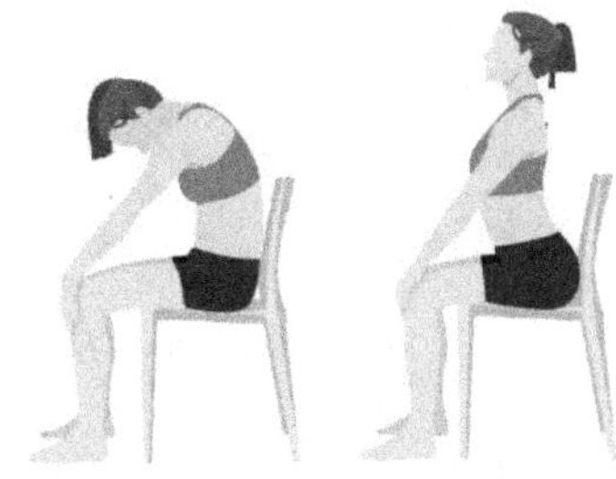

Asseyez-vous sur le bord de votre chaise, les pieds écartés de la largeur des hanches. Inspirez, cambrez le dos et levez légèrement le menton (pose de la vache). Expirez, arrondissez le dos et rentrez le menton dans la poitrine (pose du chat). Répétez 5 à 10 fois.

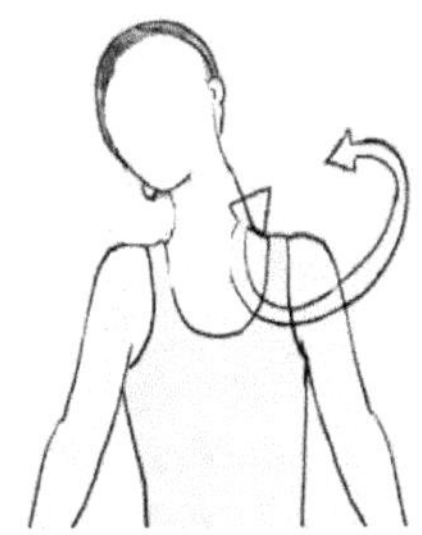

Faites lentement rouler votre tête dans un mouvement circulaire, 5 fois dans chaque direction.

Roulades d'épaules :

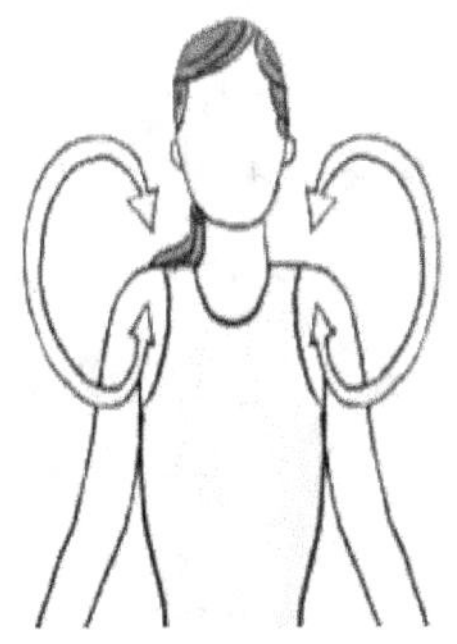

Roulez vos épaules vers l'avant 5 fois, puis vers l'arrière 5 fois.

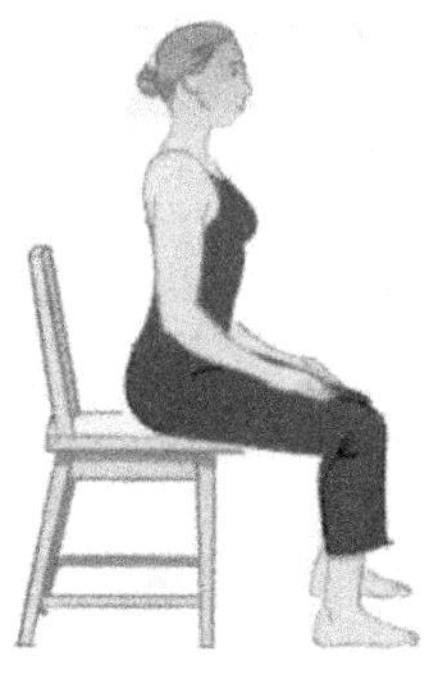

Asseyez-vous bien droit, les pieds à plat sur le sol, écartés de la largeur des hanches. Engagez votre tronc et allongez votre colonne vertébrale. Prenez 5 respirations profondes.

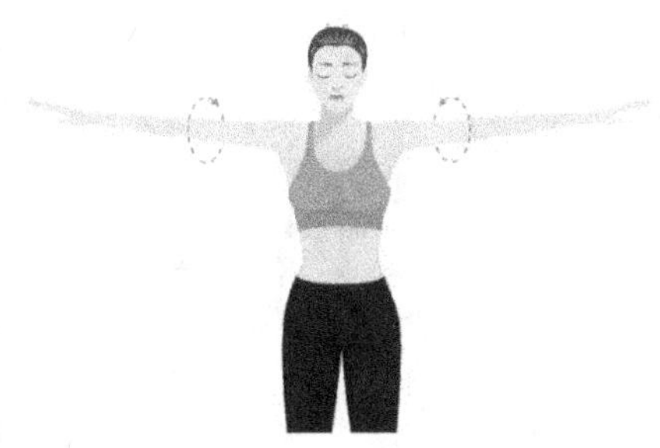

Tendez les bras sur les côtés à la hauteur des épaules. Faites de petits cercles vers l'avant pendant 10 répétitions, puis vers l'arrière pendant 10 répétitions.

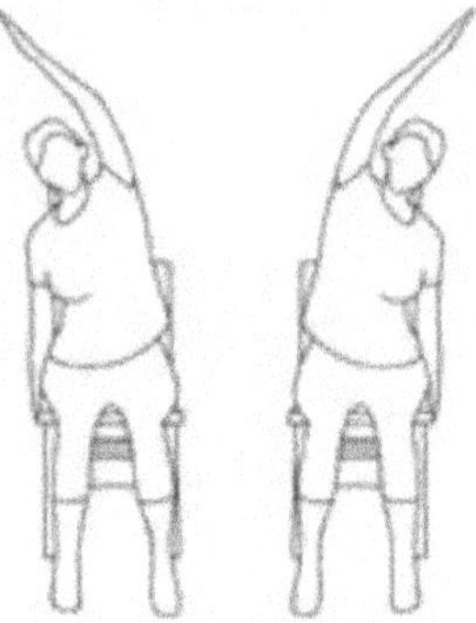

Tendez le bras droit au-dessus de la tête et tendez la main gauche le long du corps vers la hanche. Inspirez en tendant la main et expirez en revenant au centre. Répétez de l'autre côté. Faites 3 répétitions de chaque côté.

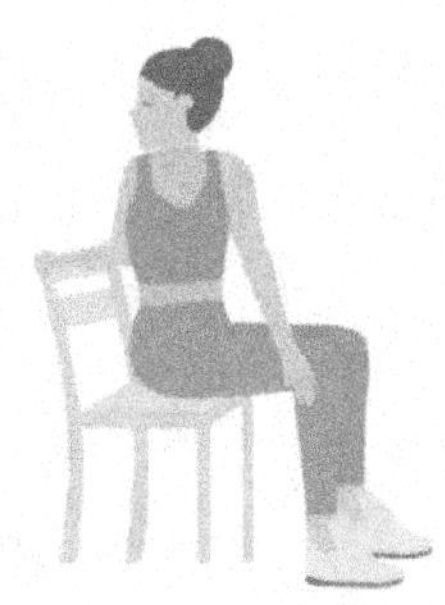

Comme nous l'avons fait précédemment, asseyez-vous bien droit et tournez votre torse vers la droite, en plaçant votre main gauche sur votre genou droit et votre main droite derrière vous sur le siège de la chaise (ou sur le sol si vous êtes à l'aise). Regardez par-dessus votre épaule droite. Inspirez pour allonger votre colonne vertébrale, expirez pour approfondir la torsion. Maintenez la position pendant 5 respirations, puis répétez l'exercice de l'autre côté.

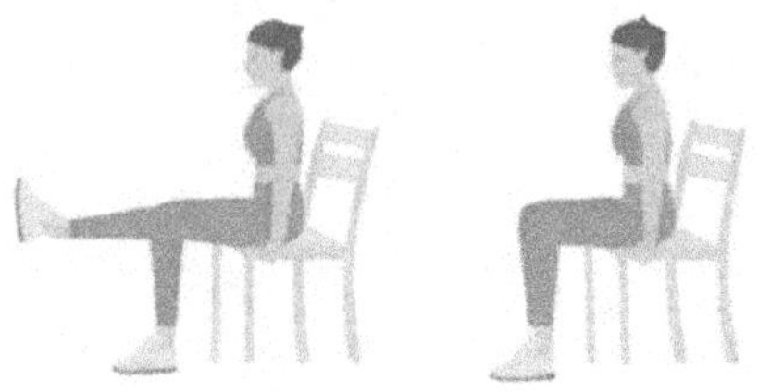

Asseyez-vous bien droit et tendez une jambe devant vous, pied fléchi. Maintenez la position pendant 5 respirations, puis abaissez votre jambe et répétez l'exercice avec l'autre jambe. Faites 3 répétitions de chaque côté.

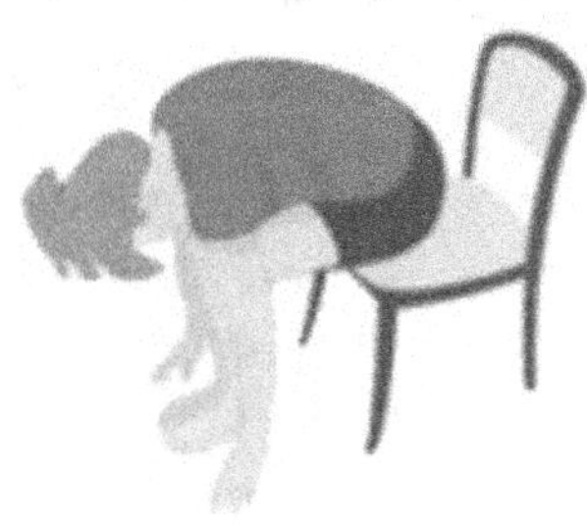

Asseyez-vous bien droit et pliez les hanches, en vous penchant vers l'avant jusqu'à ce que vous soyez à l'aise. Laissez votre tête pendre et posez vos bras sur vos jambes ou sur le sol. Respirez profondément pendant 30 secondes.

Respirez profondément :

Asseyez-vous bien droit et fermez les yeux. Inspirez lentement et profondément par le nez et expirez par la bouche pendant une minute.

N'oubliez pas que la constance est essentielle ! Essayez de faire cette routine 2 à 3 fois par semaine pour profiter des bienfaits du yoga sur chaise.

Vous pouvez continuer cette séquence quotidiennement, en ajoutant du temps, des poses et des répétitions pour développer une force progressive au cours du premier mois de pratique.

Routine générale de 30 minutes de yoga sur chaise pour le bien-être

Cette séquence polyvalente s'appuie sur le yoga sur chaise pour améliorer la souplesse, la force et l'équilibre, et sur la relaxation pour améliorer le bien-être général.

1. Étirements de la nuque en position assise

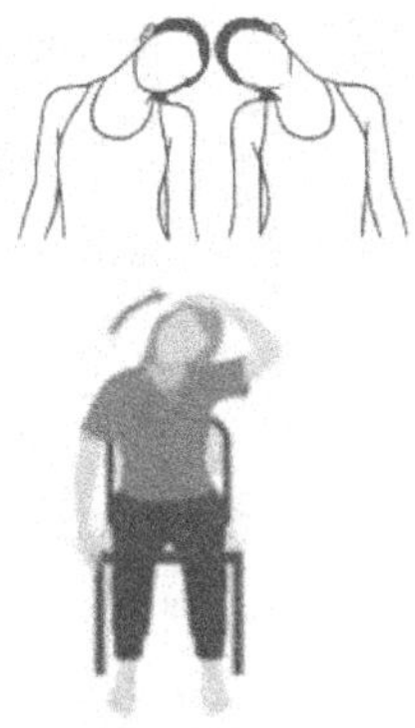

- Laissez tomber votre oreille droite sur votre épaule droite, maintenez la position pendant 5 respirations.

- Relevez la tête vers le centre, puis laissez tomber l'oreille gauche sur l'épaule gauche. Maintenez la position pendant 5 respirations.

- Tournez lentement la tête pour regarder par-dessus chaque épaule, en répétant 5 rotations de chaque côté.

2. Chat/vache assis

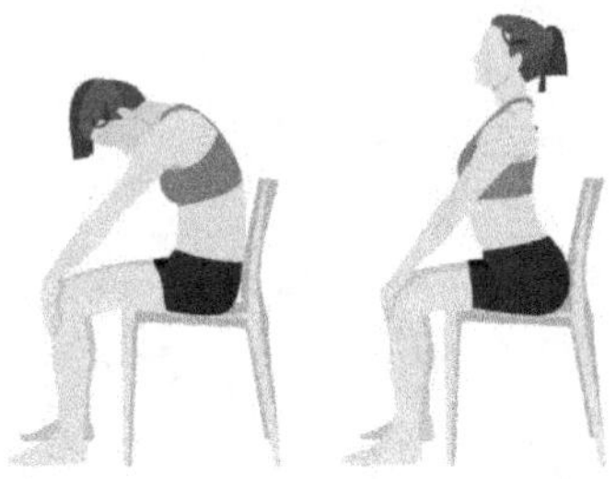

- Inspirez en cambrant la colonne vertébrale, en regardant vers le haut et en laissant tomber le ventre.

- Expirez en arrondissant la colonne vertébrale, le menton vers la poitrine, en regardant vers l'intérieur, en soulevant le ventre.

- Répéter les exercices coordonnés avec la respiration pour 10 séries.

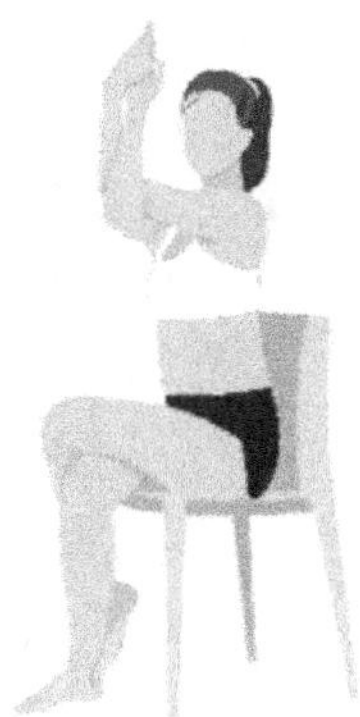

- Tendez les bras à hauteur des épaules sur les côtés.

- Croisez le bras droit sous le bras gauche, en levant les coudes à hauteur des épaules.

- Maintenez la position pendant 10 respirations, puis changez de bras.

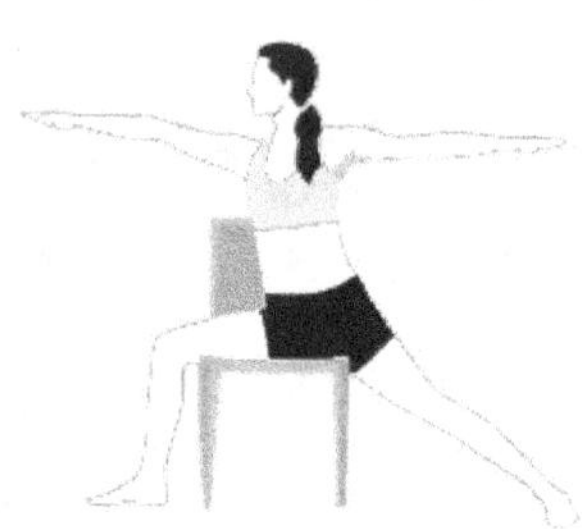

- Depuis la position de la montagne, inclinez le torse vers la gauche et placez la main gauche sur le dossier de la chaise.

- Tendre le bras droit vers le haut et par-dessus, en reculant la jambe droite si elle est stable.

- Maintenez la position pendant 10 respirations, puis répétez l'opération de l'autre côté.

5. Pliage avant avec soutien

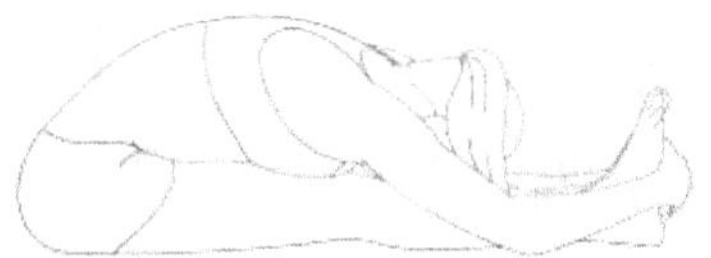

- Les jambes étant allongées, pliez les hanches pour les replier sur elles-mêmes.

- Atteindre les pieds de la chaise, les chevilles ou se tenir derrière les genoux pour régler la profondeur.

- Maintenez cette position pendant 10 longues respirations.

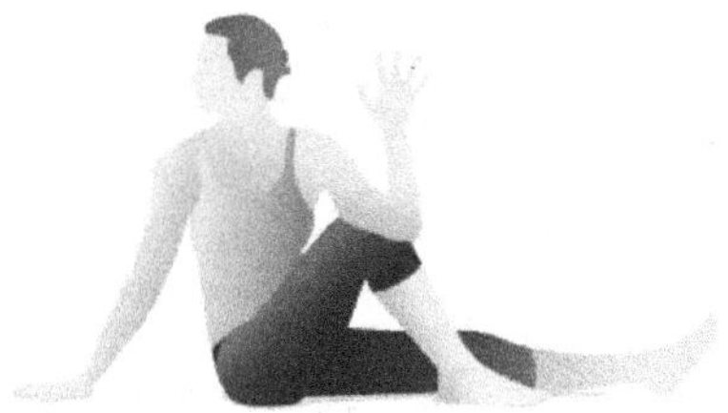

- Sur l'expiration, tordez doucement votre torse en utilisant l'effet de levier du dossier de la chaise.

- Inspirer pour revenir au centre, expirer en tournant légèrement plus à droite qu'à gauche.

- Maintenir la torsion pendant 5 respirations de chaque côté.

7. Exercices pour les yeux

- Regardez vers le plafond et vers vos genoux.

- Regardez lentement par-dessus votre épaule droite et votre épaule gauche.

- Clignez des yeux rapidement pendant 10 secondes.

8. Les jambes sur le mur

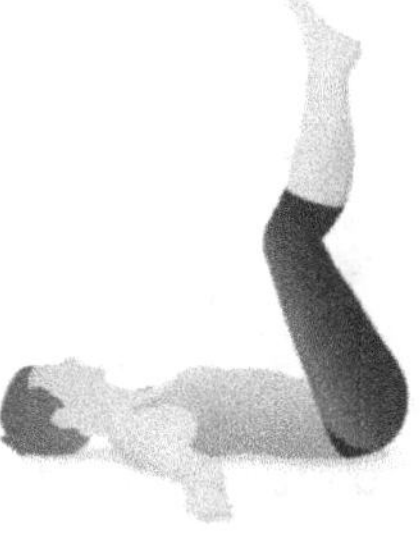

- Déplacer la chaise latéralement, balancer les jambes le long du mur sans se fatiguer le dos

- Possibilité de placer un coussin/bollier sous les hanches ou le bas du dos selon les besoins

- Reposez-vous et respirez pendant 3 à 5 minutes.

- Fermez les yeux, revenez à la position facile.

- Visualisez chaque groupe de muscles, des orteils à la tête, en train de se détendre systématiquement.

- Écouter son corps et son environnement, s'asseoir tranquillement pendant 3 minutes

Yoga sur chaise pour améliorer la flexibilité

Le manque de souplesse contribue à la raideur et à la douleur des articulations, ainsi qu'à une mauvaise posture et à une mauvaise circulation. Effectuez ces mouvements fluides pour lubrifier les articulations et allonger les muscles tendus en douceur. Il faut toujours s'échauffer au préalable.

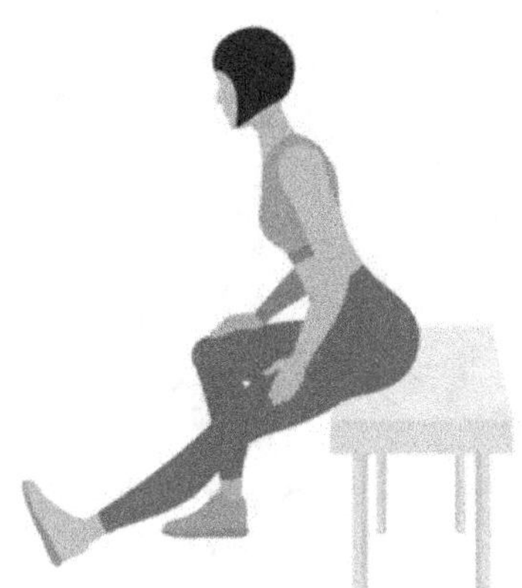

S'asseoir à l'avant de la chaise, tendre la jambe droite.

Fléchir le genou gauche, presser la cuisse gauche vers le bas.

Inspirer, s'asseoir bien droit, se pencher sur les hanches et basculer vers l'avant sur l'expiration.

Tendre les mains vers les chevilles ou les tibias jusqu'à ce qu'une légère traction soit exercée derrière le genou.

Minimum 2 minutes par côté

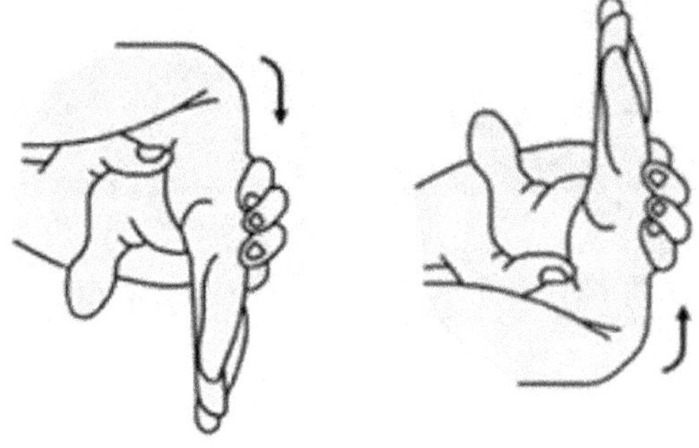

- Tendre le bras droit vers l'avant, fléchir le poignet vers le haut et vers le bas, répéter 10 fois.

- Tendre le bras gauche vers l'avant, fléchir le poignet vers le haut et vers le bas, répéter 10 fois.

3. Cercles de torse

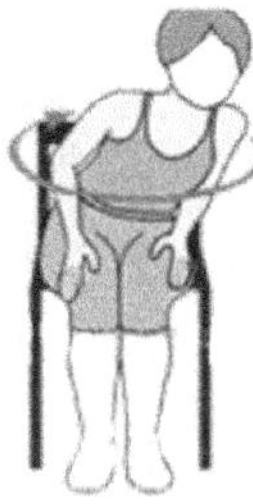

- S'asseoir bien droit, bouger le torse en décrivant des cercles contrôlés 10 fois dans le sens des aiguilles d'une montre.

- Répéter 10 fois dans le sens inverse des aiguilles d'une montre, en se concentrant sur la mobilité complète des épaules.

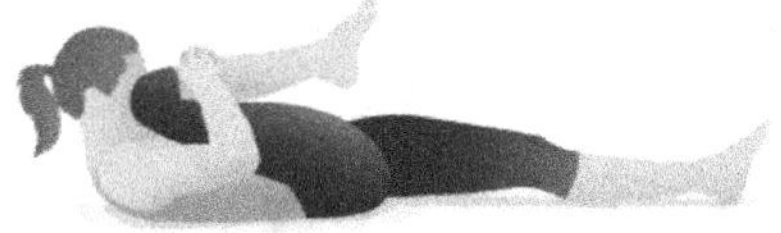

- Serrer le genou droit contre la poitrine, redresser la jambe gauche sur la plante du pied, tenir 30 secondes.

- Plier le genou gauche, étendre la jambe droite, tenir 30 secondes.

5. Flexion avant en position assise

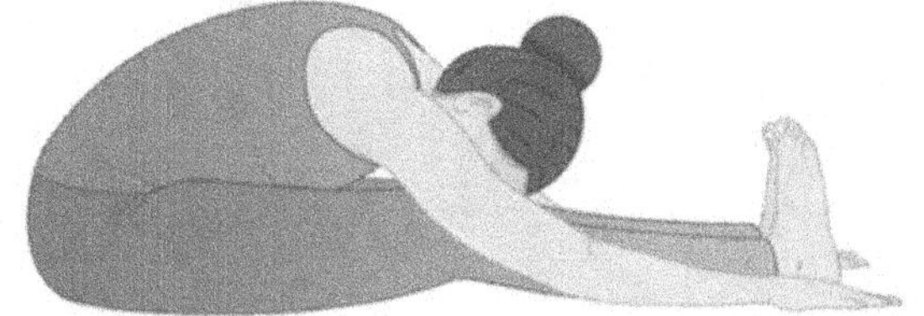

- Assis à l'avant de la chaise, redressez la jambe droite et pliez le genou gauche en appuyant sur la cuisse.

- Inspirez en vous asseyant bien droit, expirez en pliant les hanches et en inclinant le torse vers l'avant. Tenir 2 minutes pour chaque jambe.

- S'allonger en pliant les genoux, tendre les bras à hauteur des épaules.

- Laisser doucement tomber les deux genoux vers la droite en regardant vers la gauche *Utiliser un coussin sous la tête/les genoux si nécessaire

- Ramener les genoux au centre puis laisser tomber à gauche, minimum 2 minutes par côté.

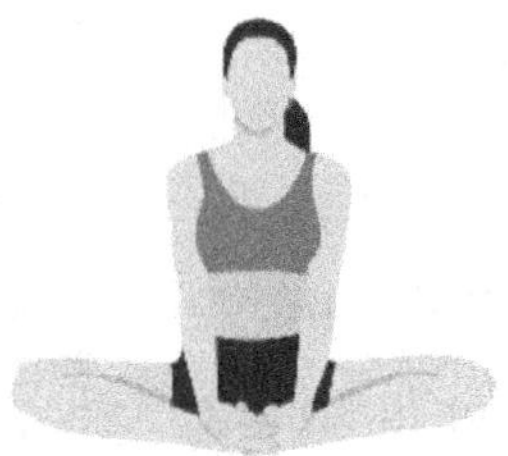

Ouvrez largement les jambes pour vous mettre à califourchon, fléchissez les pieds et ramenez les orteils vers vous.

Descendre les mains du milieu vers les hanches

Laisser le torse s'étendre complètement vers l'avant entre l'intérieur des cuisses.

Tenir au moins 2 minutes en sentant l'intérieur de la cuisse se relâcher.

Effectuez les étirements lentement, en approfondissant les poses au fur et à mesure que la souplesse le permet. Évitez de forcer l'amplitude des mouvements pour éviter les blessures.

Flux de yoga sur chaise pour réduire le stress

Cette routine douce associe consciemment des mouvements physiques à des schémas respiratoires et à des outils de pleine conscience pour calmer le corps et l'esprit.

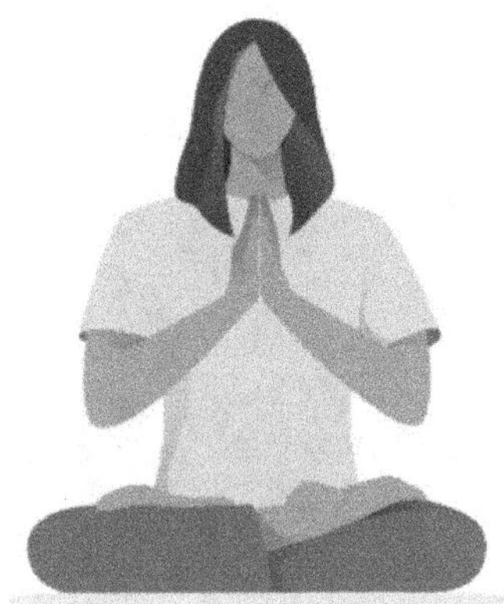

- Asseyez-vous confortablement, fermez les yeux, prenez conscience de votre respiration.

- Observer les pensées et les sensations sans porter de jugement

- Maintenir pendant 2 à 3 minutes

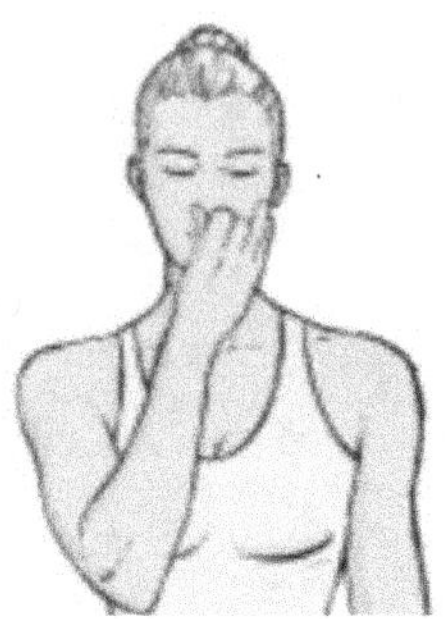

- Soulever la main droite près du nez, appuyer sur le pouce droit pour fermer la narine droite.

- Inspirez complètement par la narine gauche.

- Fermer la narine gauche avec l'annulaire, expirer la narine droite.

- Puis inspirez à droite, passez à la fermeture à droite et expirez à gauche.

- Répéter le schéma sur 5 tours complets

3. Extension alternée des jambes et des bras

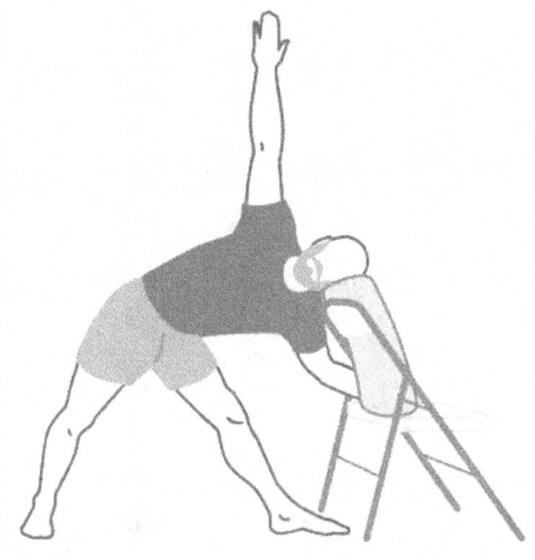

- Tendre le bras droit au-dessus de la tête, la jambe gauche vers l'avant

- Maintenir la position pendant 3 respirations, puis passer de l'extension du bras gauche à celle de la jambe droite.

- Répéter les 5 séries en construisant la chaleur

4. Flexions latérales en position assise

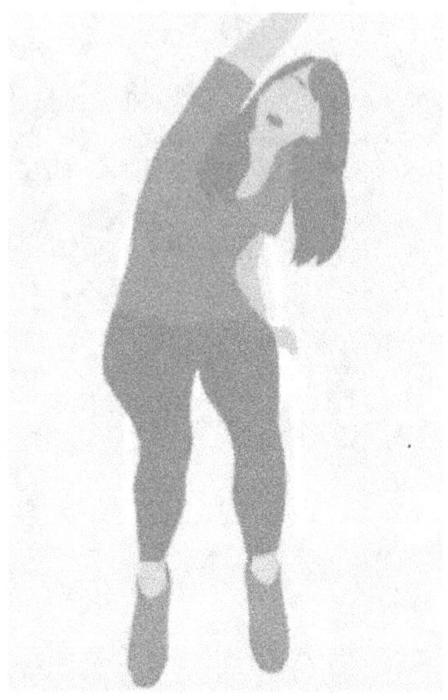

- S'asseoir bien droit, la main gauche sur le siège de la chaise, étirer le bras droit au-dessus de la tête.

- Flexion latérale droite sans se pencher vers l'avant

- Tenir 5 respirations de chaque côté

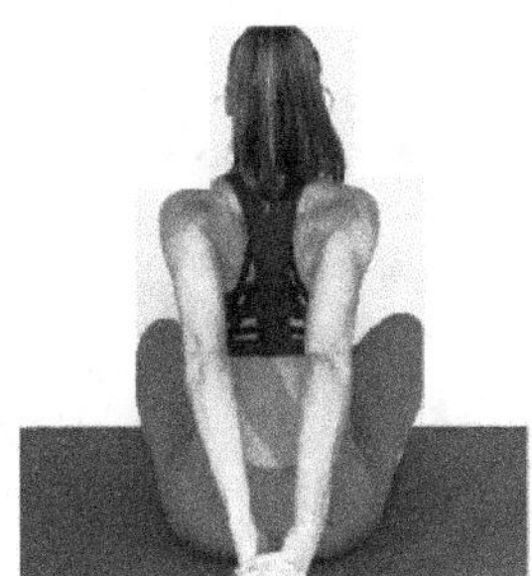

Entrelacer les doigts derrière le bas du dos, presser les paumes l'une contre l'autre.

Inspirez, soulevez la poitrine, redressez les bras pour sentir l'étirement des épaules et de l'avant de la poitrine.

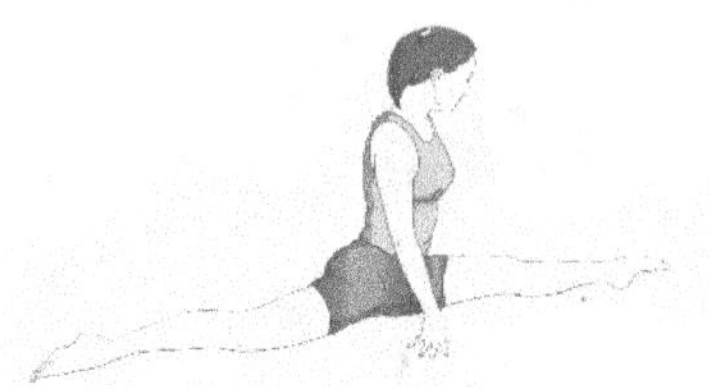

- Ouvrir les jambes aussi largement que possible, en fléchissant les pieds.

- Changer de position au niveau des hanches en pliant le torse vers le sol.

- Maintenir l'étirement pendant 30 secondes

7. Pont supporté

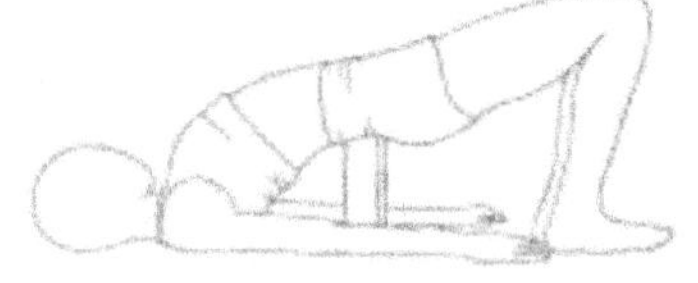

- S'allonger, genoux fléchis, pieds au sol écartés de la largeur des hanches.

- Placez les mains derrière les hanches, engagez le tronc, appuyez vers le bas pour soulever les hanches.

- Lever la poitrine vers le menton, maintenir 30 secondes.

- Venir s'allonger sur le dos, les jambes étendues sur une chaise.

- Balayez et détendez chaque partie du corps, des orteils à la tête.

- Respirer doucement pendant 1 à 2 minutes

En pratiquant régulièrement les séquences proposées, vous tirerez le maximum de bénéfices d'un yoga sur chaise adapté à vos besoins et à vos capacités de 60 ans et plus !

Chapitre 5

Sécurité et précautions

Bien que le yoga sur chaise soit nettement plus sûr que le yoga standard, il est essentiel de souligner les précautions à prendre pour protéger votre santé, car certaines conditions nécessitent des modifications de la pose. Soyez toujours à l'écoute de votre corps, bougez lentement et évitez les mouvements qui provoquent une douleur aiguë. Consultez votre médecin avant de commencer le yoga sur chaise si vous avez des problèmes de santé particuliers.

Conditions contre-indiquées et positions nécessitant une adaptation

Hypertension non contrôlée : Évitez les postures d'inversion soutenues sans l'autorisation de votre médecin, car elles font instantanément monter la tension artérielle.

Les inversions soutenues, comme les jambes le long du mur, sont probablement sans danger en fonction des médicaments et de la stabilité de la tension artérielle.

Anévrisme ou intervention chirurgicale récente : Évitez les fortes torsions de la colonne vertébrale, les flexions arrière ou les plis vers l'avant qui exercent une pression temporaire sur l'abdomen. Un yoga doux, sans contrainte, est probablement suffisant. Discutez des détails avec votre chirurgien.

Ostéoporose sévère et fractures vertébrales : Utilisez un support articulaire supplémentaire et évitez la flexion soutenue ou le couple de chargement de la colonne vertébrale. Consultez votre médecin pour connaître l'amplitude des mouvements de la colonne vertébrale en fonction de la densité osseuse et du risque de fracture.

Neuropathie diabétique avancée : Minimiser les équilibres en position debout en contrôlant les mouvements les poignets et des chevilles afin d'éviter que les pieds ne roulent de manière inattendue. Bien rembourrer les zones osseuses et mettre l'accent sur les poses favorisant la circulation.

Remplacement total de la hanche : Ne pas faire de yoga pendant 6 à 8 semaines après l'opération pour permettre aux sites d'implantation de cicatriser complètement. Ensuite, ne procédez qu'à des étirements doux et augmentez progressivement les efforts. Évitez les angles d'impaction comme la pose du pigeon.

Hernie discale : Éliminez les flexions soutenues, comme les arrondissements de la colonne vertébrale, qui peuvent comprimer les disques et aggraver les boursouflures. Effectuez des mouvements limités de la colonne vertébrale en respectant les signaux de douleur afin d'éviter les poussées.

Guérison des blessures : Les tissus récemment tendus ou déchirés ont besoin d'un repos important. Concentrez-vous sur les exercices au-dessus du point d'irritation, en laissant le temps à la réparation de se faire avant d'ajouter de la résistance.

Insuffisance cardiaque avancée : Restez debout ou bougez doucement pendant 1 à 3 minutes à la fois, avec de nombreuses pauses permettant à la fréquence cardiaque de baisser entre les séquences actives. Maintenir le travail sur la respiration, la méditation et les pratiques axées sur la relaxation de manière prédominante.

La clé est d'ajuster les postures et le déroulement de la pratique pour assurer la sécurité en fonction de l'état de santé actuel. Il existe presque toujours des alternatives aux postures, de sorte que le yoga sur chaise peut être pratiqué sans alitement ou immobilisation totale. Améliorez la communication avec les prestataires de soins médicaux afin de déterminer les modifications à apporter à votre pratique en fonction de votre situation.

Le yoga sur chaise est conçu pour la sécurité, mais une pratique attentive et un échauffement adéquat permettent de minimiser le risque de blessure. Voici les meilleurs moyens d'éviter les douleurs et les complications pour une pratique saine à long terme :

- L'échauffement actif des articulations avant les étirements passifs permet d'élever la température des tissus et de lubrifier les zones sujettes à la raideur. Les roulements d'épaules, les cercles dans le cou et les pompes dans les chevilles font circuler le liquide synovial.

- Renforce les muscles du tronc en apportant un soutien essentiel à la colonne vertébrale lombaire. Activer les abdominaux inférieurs en ramenant le nombril vers la colonne vertébrale dans tous les mouvements, minimisant ainsi les risques de tension.

- Progressez prudemment dans la résistance et l'amplitude des mouvements sur plusieurs semaines afin de permettre aux tissus de s'adapter positivement sans se déchirer. Commencez par une intensité de 30 à 50 %.

- Respirer à fond pendant l'effort pour éviter que la manœuvre de Valsalva n'interfère avec le contrôle de la tension artérielle. Cela réduit les risques d'accident vasculaire cérébral et d'anévrisme.

- Les zones osseuses telles que le sacrum, les hanches et les genoux doivent être placées sur des chaises dures afin d'éviter l'engourdissement ou la meurtrissure des tissus pendant de longues périodes.

- Maintenir un alignement optimal de la colonne vertébrale en se déplaçant dans une amplitude de mouvement confortable, en évitant d'arrondir les épaules/le milieu du dos, ce qui peut pincer les nerfs.

- Évitez de forcer l'amplitude du mouvement de l'articulation au-delà d'un étirement confortable, ce qui pourrait déchirer des tendons ou des ligaments instables.

- Pratiquer des poses d'équilibre près d'un mur ou d'une chaise afin de réduire les réactions de peur qui déclenchent des mouvements rapides et incontrôlés en cas d'instabilité. Abaisser le centre de gravité en embrassant les modifications avant de basculer.

Soyez attentif aux signes avant-coureurs et évitez les activités qui provoquent une forte gêne, un gonflement ou une instabilité articulaire. Consultez un kinésithérapeute pour diagnostiquer les zones irritables et personnaliser les modifications permettant une participation confortable au yoga sur chaise. Grâce à des ajustements personnels judicieux, le yoga sur chaise convient à presque tous les âges et à toutes les conditions, et offre des avantages profondément multidimensionnels !

Conclusion

J'espère que ce guide du yoga sur chaise a mis en lumière à quel point cette pratique adaptée peut être profondément transformatrice pour les seniors de plus de 60 ans. La multitude d'avantages physiques, mentaux et émotionnels que procure le yoga sur chaise en fait un outil inégalé pour améliorer le bien-être des personnes âgées. Lorsqu'il est pratiqué en toute sécurité, le yoga sur chaise restaure de manière unique les capacités affectées par le vieillissement et les conditions médicales. La pratique permet de se connecter à nouveau à la sagesse profonde du corps.

Le yoga sur chaise nous permet de retrouver des mouvements souples et sans douleur, libérant ainsi les personnes âgées pour qu'elles puissent à nouveau participer pleinement à leurs précieux passe-temps et à leurs activités sociales. Il lève le voile qui obscurcit la clarté mentale et la stabilité émotionnelle dès la première séance. Le yoga sur chaise offre une voie pour rester indépendant en toute confiance, en préservant votre fonctionnement et votre joie es plus élevés. En adaptant les postures à vos besoins niques, il est possible d'atteindre ces objectifs de bien-être tout âge et à tout niveau d'aptitude.

'espère que les exemples de séquences, les conseils sur le mode de vie et les consignes de sécurité vous permettront le commencer à explorer le yoga sur chaise dans le confort le votre maison. N'oubliez pas de vous mettre à l'écoute les réactions subtiles et d'apprécier tout ce que votre corps peut faire plutôt que ses limites. Pour progresser en toute écurité, il est essentiel d'aborder le tapis avec une patience compatissante et de l'acceptation. Croyez que le fait de consacrer quelques minutes par jour au yoga sur chaise se ransformera au fil des mois en une plus grande vitalité que vous pourrez ressentir.

Maintenant, expirez tous vos doutes sur les possibilités du yoga sur chaise et sur tout ce que vous réserve le troisième âge. Je m'incline devant l'esprit brillant qui sommeille en vous et que le yoga réveille. Puisse votre lumière croissante continuer à bénir ce monde pour les années à venir !